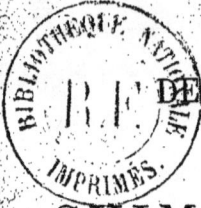

DE LA VALEUR CLINIQUE

DU

CHIMISME STOMACAL

RAPPORT

De **M. le Professeur G. HAYEM**, de Paris.

Mon premier devoir est d'adresser au Comité d'organisation du Congrès mes félicitations et mes remercîments.

Je le félicite d'avoir fait choix d'une question qui, tout en étant — de même que toutes les questions scientifiques contemporaines — internationale, est devenue dans ces derniers temps éminemment française, grâce à des travaux parmi lesquels ceux de l'École de Lyon occupent un rang des plus distingués.

Je le remercie d'avoir bien voulu encourager les recherches que j'ai entreprises, en me faisant l'honneur de me nommer rapporteur, alors qu'il lui aurait été si facile de trouver parmi mes savants confrères de Lyon des rapporteurs de la plus haute compétence.

Cela dit, je ne laisse pas que d'être un peu embarrassé pour remplir la tâche difficile que j'ai acceptée.

Quoique nouvelle encore, l'étude du chimisme stomacal a déjà suscité bien des travaux; elle est, en quelque sorte, richement documentée. Ces travaux ont été poursuivis dans des directions diverses et sont disséminés dans des recueils ou dans des mémoires nombreux.

Ils présentent, en outre, un caractère très technique, et font appel à des connaissances spéciales, de telle sorte que tout en m'adressant à un public d'élite, fort au courant des recherches les plus récentes, il m'est permis de supposer que beaucoup d'entre vous sont encore peu familiarisés avec les procédés d'examen chimique du suc gastrique et incomplètement renseignés sur les résultats pratiques qu'on en peut obtenir.

Il me paraît donc utile de commencer mon exposé par la description de ces procédés et par l'examen critique de leur valeur

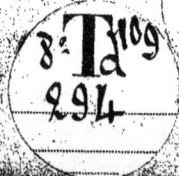

respective, puis de le terminer en discutant l'interprétation
des faits révélés par ces divers modes d'exploration. Mais en
remplissant ce programme, j'éviterai de placer la question sur
un terrain par trop étroit. Vous me permettrez de lui donner
une certaine ampleur en l'envisageant d'une manière très géné-
rale et en laissant de côté les détails techniques. Je m'efforce-
rai surtout de marquer le but des recherches entreprises sur la
chimie gastrique et de définir la voie dans laquelle il convient
de les poursuivre pour en tirer le plus grand parti possible au
point de vue clinique.

§ Ier.

Tout progrès en séméiologie, et par conséquent dans l'art de
poser un diagnostic, est lié en médecine à un perfectionnement
dans les méthodes d'examen des malades. Quand on a voulu
jeter un certain jour sur l'histoire confuse et d'ailleurs très
complexe des maladies de l'estomac, on a dû s'inquiéter tout
d'abord des procédés propres à nous renseigner sur l'état stati-
que et fonctionnel de cet organe.

La palpation et la percussion de l'estomac et des viscères voi-
sins fournissent des renseignements qui, rapprochés des signes
subjectifs révélés par l'interrogatoire des malades, sont d'une
grande importance, mais maintes fois aussi insuffisants. On
s'est donc ingénié à multiplier les modes d'exploration, et, dans
ces dernières années, on a introduit dans la pratique des procédés nouveaux, au nombre desquels l'étude chimique du contenu
gastrique me paraît être de beaucoup le plus important.

La cavité stomacale communiquant avec l'extérieur par un
canal assez large et peu sensible, il était rationnel de chercher
à y pénétrer directement pour y puiser les produits de sa sécrétion. C'est ce qu'ont déjà compris, à la fin du siècle dernier,
Reaumur et l'abbé Spallanzani, lorsqu'ils ont exécuté les mé-
morables expériences qui nous fournirent les premiers renseignements sur les propriétés digestives du suc gastrique. Il fallut
cependant attendre près de cent ans pour que la méthode ingé-
nieuse de ces savants fût reprise, perfectionnée et appliquée à
la solution de divers problèmes de physiologie et de pathologie.

Kussmaul avait vulgarisé l'emploi de la pompe stomacale
dans un but thérapeutique, quand Leube eut l'idée de faire servir
cet instrument, ou les siphons en caoutchouc qui le remplacent
avantageusement, à l'étude des troubles fonctionnels de l'estomac.

Tout d'abord, il chercha à faire le diagnostic de l'insuffisance motrice. Il faisait ingérer à ses malades un repas copieux, composé d'une soupe, d'un bifteck et de pain blanc. Au bout de 7 heures, il pratiquait le sondage. Des explorations pratiquées chez l'homme sain lui avaient permis d'estimer à ce laps de temps la durée de la digestion d'un semblable repas.

Lors donc que chez un patient se plaignant de l'estomac, le lavage stomacal effectué dans ces conditions, avec deux entonnoirs d'eau, ramenait des débris ou des résidus alimentaires, il portait le diagnostic de catarrhe gastrique; lorsqu'au contraire le liquide restait clair, il admettait, suivant les cas la gastralgie, l'ulcère ou la dyspepsie nerveuse.

Mais Leube ne se bornait pas à ce mode d'examen. Il se servait également d'un procédé qu'il croyait propre à fournir des renseignements sur les qualités du suc stomacal. Il introduisait dans l'estomac à jeun, au moyen de la sonde, 100 cent. cubes d'eau glacée; au bout de 10 minutes, le contenu stomacal était extrait et l'estomac était lavé avec 300 cent. cubes d'eau distillée. Les liquides recueillis étaient examinés au point de vue de leurs réactions et servaient à exécuter des digestions artificielles.

Telle fut la première ébauche de l'étude clinique du suc gastrique. La voie était ouverte et on savait dès lors qu'il était possible au clinicien de chercher à se rendre compte du fonctionnement chimique de l'estomac.

Depuis cette époque, l'étude du contenu gastrique retiré à l'aide de la sonde pendant le cours de la digestion est venue enrichir la technique de plus en plus complexe et perfectionnée de l'examen des malades.

Il s'agissait de surprendre l'estomac en plein travail et d'acquérir une notion plus ou moins précise sur la nature de ce travail, en appréciant quelques-unes des qualités physiques, chimiques et physiologiques du chyme mécaniquement extrait à un moment déterminé de l'acte digestif. Il ne faut pas perdre de vue que ce mode d'exploration a été institué par des médecins dans le but de faciliter le diagnostic des diverses affections gastriques, et que, par suite, les promoteurs de la méthode se sont appliqués à trouver des procédés simples et expéditifs. On croit généralement qu'un procédé doit nécessairement posséder de telles qualités pour être clinique, comme si la précision scientifique devait être réservée aux recherches de laboratoire.

Que furent ces premiers procédés?

Les médecins allemands qui eurent le mérite d'introduire

dans la pratique ces nouveaux moyens de diagnostic, prirent comme point de départ de leurs recherches une théorie de la digestion stomacale qui, bien qu'elle soit encore acceptée par beaucoup d'auteurs, est certainement inexacte, ou tout au moins fort imparfaite. Ils croyaient que les glandes stomacales retirent du sang de l'acide chlorhydrique, qui mis en liberté par le travail glandulaire, représente, avec la pepsine, l'élément actif du suc gastrique et le facteur principal, pour ne pas dire unique, de l'acidité stomacale.

Cette théorie a été exprimée nettement par Ewald sous la forme suivante : « La richesse du suc gastrique en acide chlorhydrique libre est le thermomètre de l'activité fonctionnelle de l'estomac. » Il s'agissait donc tout simplement, pour les premiers observateurs, de mesurer l'acidité totale, puis de rechercher qualitativement l'acide chlorhydrique libre.

Pour cette recherche qualitative, on s'est servi des réactifs colorants, sur lesquels deux expérimentateurs français, MM. Laborde et Dusart, ont les premiers attiré l'attention en montrant la réaction fort sensible du violet de méthyle en présence de l'acide chlorhydrique libre.

Lorsque les réactions qualitatives étaient nettement positives, les observateurs en concluaient que l'acidité était due à l'acide chlorhydrique, et ils appliquaient la valeur numérique fournie par l'acidimétrie à l'acide chlorhydrique libre du contenu stomacal. Lorsque les réactions qualitatives étaient douteuses ou faibles, ils en concluaient que la plus grande partie de l'acidité était due aux sels acides, et ils mesuraient alors la richesse en acide chlorhydrique libre en comparant entre elles, d'une part, des solutions colorimétriques renfermant des quantités connues d'acide chlorhydriques, d'autre part, du suc gastrique additionné du même réactif colorant.

En ajoutant que l'étude du suc gastrique était complétée par la recherche des acides gras, par l'essai de la valeur digestive du liquide à l'aide des digestions artificielles, par la recherche des peptones et par l'examen du pouvoir réducteur, j'aurai donné une indication suffisante des procédés qui ont prévalu pendant longtemps.

Aujourd'hui, nous savons qu'ils exposent à des erreurs et constituent une méthode insuffisante. Appliqué par un grand nombre d'auteurs, et notamment par Ewald et Boas, cette méthode n'a apporté, au point de vue physiologique, aucune lumière nouvelle sur la digestion stomacale, et au point de vue qui nous occupe, celui du diagnostic des maladies de l'estomac, elle n'a pu servir qu'à introduire dans la science des données confuses, contradictoires, qui faillirent discréditer le principe même du nouveau mode d'examen des malades et en compromettre l'avenir.

Fort heureusement, le problème de la fonction chimique de l'estomac devait recevoir bientôt une solution plus scientifique.

Bien que l'emploi des colorants ait été perfectionné et qu'à l'aide de certaines combinaisons de moyens on soit parvenu à le faire servir à des dosages quantitatifs, je ne m'étendrai pas plus longuement sur ce sujet, et j'indiquerai immédiatement les motifs qui m'ont déterminé à utiliser pour mes recherches personnelles le dosage analytique des différents produits chlorés.

Lorsqu'en 1888 je voulus, poursuivant mes études sur les anémies, entreprendre un travail sur la dyspepsie des chlorotiques, j'eus la bonne fortune de pouvoir m'adjoindre comme collaborateur mon préparateur, M. Winter, chimiste des plus distingués. Nous ne tardâmes pas à nous apercevoir qu'il était nécessaire de trouver des procédés d'analyse plus rigoureux que ceux qui étaient alors en faveur.

Le travail chimique de la digestion est une opération complexe, plus complexe que ne semble l'avoir pensé jusqu'à présent la plupart des médecins. Il ne fallait pas songer, avec les petites quantités de liquide qu'on extrait de l'estomac pendant le cours d'une digestion donnée, à faire une analyse chimique complète du suc gastrique, c'est-à-dire à évaluer, à doser, à l'aide de moyens précis, les divers agents qui prennent part à ce travail et les produits qui en résultent. Mais nous savions, grâce aux recherches de nos devanciers, que le chlore paraît jouer un rôle prépondérant dans la fermentation stomacale. Or, le chlore est précisément, de tous les éléments chimiques actifs que l'on rencontre dans l'estomac, celui qui peut être le plus exactement mesuré. Il était donc indiqué de chercher une méthode analytique capable de faire connaître les variations des diverses formes du chlore pendant le cours de la digestion.

C'est là ce qui a été réalisé par M. Winter à l'aide d'un procédé qu'on peut appeler *chlorométrique*.

A ce moment, relativement à la cause de l'acidité du suc gastrique, deux opinions également plausibles étaient en présence : celle de Bidder et Schmidt, qui rapportait cette acidité à la sécrétion et à la présence dans le contenu stomacal d'acide chlorhydrique libre; celle de M. Ch. Richet, dont les observateurs allemands n'avaient tenu aucun compte, opinion qui invoquait la présence dans le suc gastrique d'acide chlorhydrique combiné à des matières organiques de la nature des leucines.

Toutefois, les recherches les plus récentes, poursuivies à l'aide des procédés que j'ai mentionnés, semblaient faire pencher la balance du côté des conclusions de Bidder et Schmidt.

On avait bien formulé quelques restrictions au sujet de la fixation possible de l'acide chlorhydrique sur les matières alimentaires et on avait remarqué que, tout en conservant son acidité, ce corps pouvait échapper aux indications des réactifs usités. Mais jusqu'alors la notion des combinaisons chlorhydro-albuminoïdes était restée mal précisée. Personne n'avait songé à attribuer à ces combinaisons un rôle, une raison d'être dans le processus de la peptonisation ; personne n'en avait démontré l'existence dans le suc gastrique, à l'état de combinaisons fixes, définies et durables.

Aussi les recherches que nous avons poursuivies en commun, M. Winter et moi, à l'aide du procédé chlorométrique, entreprises d'abord dans le but de perfectionner l'examen clinique du suc gastrique, nous ont-elles entraîné à mettre en doute plusieurs des notions classiques sur la fonction chimique de l'estomac.

Il serait à coup sûr trop long de vous présenter un résumé, même très succinct, des études que nous avons faites. Je crois cependant indispensable de rappeler ici quelques-unes de nos conclusions.

L'expression de « *chimisme stomacal* » dont nous avons fait usage, et qui depuis semble avoir été adoptée, s'applique à l'étude des éléments chlorés et de leurs variations pendant le cours de la digestion.

L'étude de ce chimisme, poursuivie dans les conditions les plus normales, révèle un certain nombre de faits qui, toute réserve faite de leur interprétation théorique, peuvent être formulés de la manière suivante :

La sécrétion stomacale, qui prend naissance sous l'influence de l'excitation produite par l'aliment, est une sécrétion chlorurée saline.

Lorsque l'aliment ne renferme pas de substances albuminoïdes, autrement dit quand il ne contient pas de matériaux à digérer, le chlore renfermé dans le suc gastrique se présente presque exclusivement sous forme de chlore minéral. Cependant, on trouve toujours dans le suc gastrique des combinaisons chloro-organiques, qu'on ait recours comme excitant à l'eau distillée ou à une simple action mécanique, ce qui semble résulter de la présence dans l'estomac soit de résidus alimentaires, soit surtout de détritus cellulaires.

Dans le cours de la digestion normale d'un repas mixte, dès qu'ont pénétré dans l'estomac des matières susceptibles d'être digérées et transformées en peptones, les chlorures fixes sont utilisés, au fur et à mesure de leur sécrétion, sous forme de combinaisons chloro-organiques. Quant à l'acide chlorhydrique libre, il paraît être un produit accessoire et en quelque sorte accidentel de l'acte digestif.

Ainsi donc, contrairement à l'opinion classique, l'acide chlorhydrique se trouve surtout dans le suc gastrique normal à l'état de combinaisons organiques.

Dans les conditions les plus physiologiques, ces combinaisons ont la même valeur acide que la quantité d'acide chlorhydrique qu'elles renferment et elles représentent, dans tous les cas, le facteur de beaucoup le plus important de l'acidité totale.

Ce dernier fait, aujourd'hui définitivement acquis, a une valeur physiologique incontestable. Vous remarquerez qu'il est venu montrer d'une manière éclatante l'insuffisance des méthodes soit colorimétriques, soit chimiques, fondées sur la recherche de l'acide chlorhydrique libre.

A partir du moment où M. Winter nous a mis en possession de son procédé, les observations anciennes ont dû être considérées comme incomplètes. Il était indispensable d'en recueillir de nouvelles en tenant compte des divers produits chlorés et notamment de l'acide chlorhydrique organiquement combiné. De l'introduction de ce procédé dans la science date donc une ère nouvelle pour l'étude de la chimie pathologique de l'estomac.

La chlorométrie n'exclut pas les autres procédés d'examen, relatifs à la recherche des acides gras et des produits de la digestion. Mais dans le cours de nos travaux, nous avons vu que la méthode des digestions artificielles, régardée jusqu'alors comme capable de fournir des indications précieuses, expose à des erreurs d'appréciation et nous en avons négligé l'emploi.

Notre procédé d'étude étant plus complet, nous avons relevé chez les malades des états chimiques plus nombreux que ceux qui ont été décrits. Les différents facteurs que nous dosons peuvent être effectivement combinés de manière à créer des types chimiques assez divers.

Parmi ces types, il en est un qui avait nécessairement échappé à l'observation, c'est celui qui est caractérisé par une augmentation plus ou moins considérable dans le contenu stomacal des produits chloro-organiques.

La détermination précise de ces types n'est pas sans offrir quelques difficultés sur lesquelles il m'est impossible de garder le silence.

Pratiquement, on fait faire aux malades un certain repas d'épreuve que l'on extrait en général au bout d'une heure. Ce sont les résultats analytiques obtenus dans ces conditions qui servent à caractériser la déviation chimique du travail digestif.

Or, pour un repas d'épreuve donné, toujours le même, la marche de la digestion, à l'état pathologique, est extrêmement variable. Tandis qu'à l'état le plus normal, la digestion du repas d'épreuve arrive à son acmé au bout d'une heure, on constate que chez les malades l'évolution digestive est au bout de ce temps, tantôt encore dans sa première phase ou phase d'accroissement, tantôt déjà dans sa phase ultime ou phase de déclin.

Il résulte de ces variations, qu'en suivant la méthode courante on obtient des résultats analytiques qui ne correspondent pas à la même phase de la digestion, et par suite, ne sont pas comparables entre eux. Il m'a donc fallu compléter l'étude des déviations quantitatives et qualitatives du processus digestif par celle des *troubles évolutifs*.

Une digestion stomacale pour un certain repas d'épreuve n'est scientifiquement déterminée que lorsqu'on s'est rendu compte de sa marche évolutive, c'est-à-dire de son évolution dans le temps. D'où la nécessité, dans certains cas donnés, de faire l'étude des troubles digestifs à l'aide des analyses en série continue ou en série interrompue. On reconnaît ainsi le vrai type chimique, alors que celui-ci est obscur ou mal dessiné à la suite d'une seule analyse et on acquiert un renseignement précis sur la durée de la digestion. A cet égard, les gastropathes se divisent en deux catégories principales : ceux chez lesquels l'évacuation stomacale est plus ou moins retardée ; ceux chez lesquels, au contraire, elle est hâtive et en quelque sorte prématurée. Cette distinction présente une importance pratique de premier ordre.

Je mets sous vos yeux deux tableaux (nos 1 et 2), l'un représentant l'évolution de la digestion du repas d'épreuve chez l'homme dans les conditions normales ; le second, la marche de la digestion du même repas dans un cas où, malgré l'absence de tout obstacle mécanique à l'évacuation stomacale, celle-ci était très retardée. A première vue vous constaterez sur ces deux tableaux de grandes différences dans la valeur et dans la marche des éléments dosés, et vous pourrez vous rendre compte d'une des anomalies les plus fréquentes du processus digestif.

Je me borne à ces considérations générales sur la partie technique de la question et crois pouvoir maintenant, en manière de

Digestion normale du repas d'épreuve, en série interrompue.

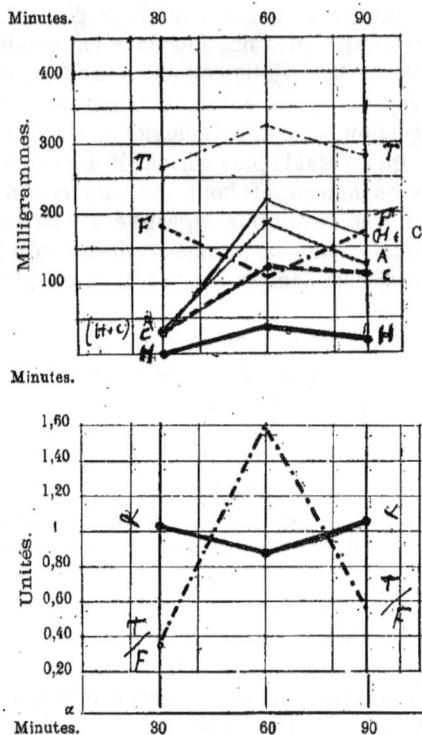

Graphique nº 1.

conclusion, définir le chimisme stomacal, envisagé au point de vue clinique.

Le chimisme stomacal est l'ensemble des renseignements sur la fonction chimique de l'estomac, révélés par l'analyse du contenu gastrique extrait pendant le cours d'une digestion donnée.

Dans l'état actuel de nos connaissances, l'étude chimique la plus parfaite que l'on puisse faire de la fonction gastrique consiste dans la détermination des variations de l'élément chloré, et je n'hésite pas à dire que ce but est parfaitement et complètement atteint à l'aide du procédé imaginé par mon collaborateur, M. Winter.

Lorsque dans les applications de ce procédé à l'examen des malades on se sert de la méthode des analyses en série, on

No 30 *bis* B. — *Ulcère de l'estomac.* — *Examen en série continue, après extraction de liquide à jeun, le 4 mai 1894.*

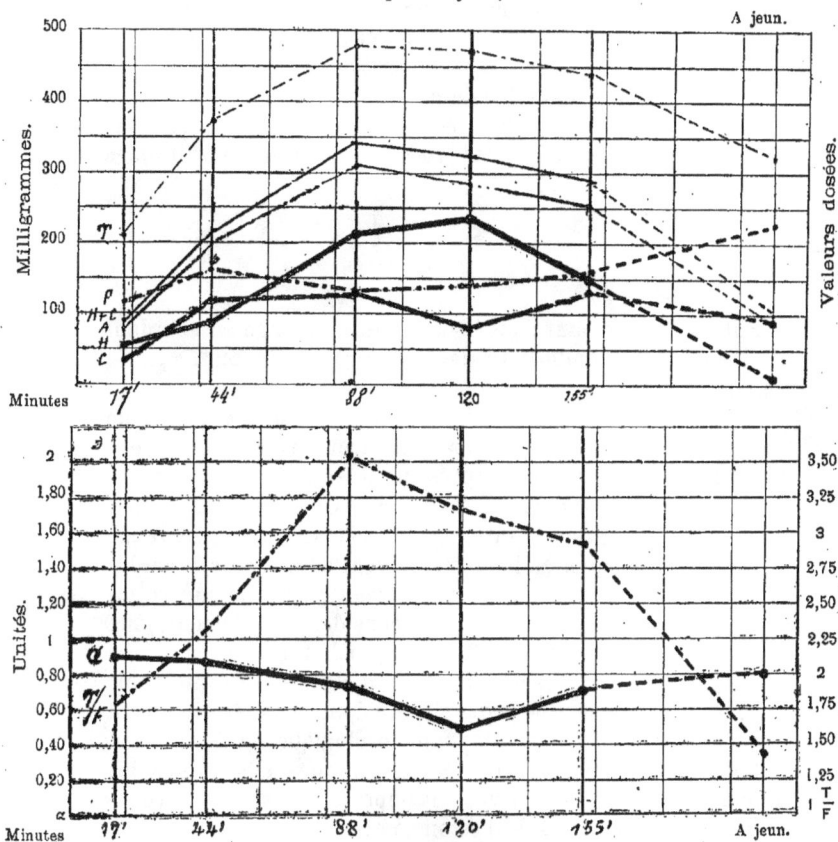

Graphique n° 2.

obtient facilement les valeurs des différents produits chlorés aux diverses phases de la digestion, et ces valeurs peuvent être disposées sous la forme d'un graphique qui représente à la fois les déviations quantitatives, qualitatives et évolutives d'une digestion donnée.

Je ne connais pas de méthode d'examen clinique qui puisse fournir un résultat aussi précis et aussi complet. Nous surprenons l'estomac en plein travail, et nous représentons ce travail sous la forme des variations de l'élément actif le plus

important parmi ceux qui y prennent part, et cela depuis le
début du processus jusqu'à son déclin.

L'acte à étudier est démasqué dans ses principaux caractères,
et la fonction troublée est mesurée, calculée, graphiquement
inscrite, quelles que soient les fluctuations qu'elle présente
pendant son évolution dans le temps.

Comment une pareille étude de physiologie pathologique
pourrait-elle être sans valeur pratique? N'êtes-vous pas
frappés, au contraire, de la haute portée que doit avoir un mode
d'examen ayant une rigueur scientifique telle, qu'il constitue
pour le moment le modèle des procédés scientifiques utilisables
en clinique?

§ II.

Entrons maintenant dans le cœur de la question en abordant
l'examen de la signification des renseignements fournis par le
chimisme stomacal.

Nous voici en présence de troubles nettement définis de
la fonction chimique de l'estomac. Ces troubles, nous ne devons
pas l'oublier un instant, représentent et ne peuvent repré-
senter que des signes de maladies. Ce sont des signes
à coup sûr très importants, très précieux, ayant une grande
valeur diagnostique. Mais ils ne doivent en aucun cas perdre
leur rang de simples éléments séméiotiques. Ils ne carac-
térisent pas par eux-mêmes, et considérés isolément, une
maladie, et il est nécessaire de les rapprocher de tous les autres
renseignements fournis par la clinique, de les faire intervenir
dans le travail de synthèse qui s'opère dans notre esprit, quand
nous nous élevons à la conception nosologique d'une maladie.

J'insiste sur ce point, car il me semble que quelques-uns des
auteurs contemporains, vivement impressionnés par les révé-
lations de l'exploration de l'estomac avec la sonde, se sont un
peu hâtés en créant des espèces morbides nouvelles, uniquement caractérisées par des troubles fonctionnels.

On ne croyait guère autrefois à la dyspepsie nerveuse, essen-
tielle. C'est à peine si les auteurs classiques d'il y a une
vingtaine d'années lui avaient réservé un maigre chapitre dans
leurs traités. Un des premiers résultats de l'introduction en
clinique des nouveaux procédés d'exploration gastrique fut de
donner une extension considérable à la dyspepsie nerveuse.
On fit de l'estomac une sorte de viscère à part, unique en son
genre, exceptionnel.

Malgré sa structure essentiellement glandulaire, malgré sa communication directe avec l'extérieur, qui a pour résultat de l'exposer à de nombreuses et violentes causes d'irritation depuis les premières heures de la naissance jusqu'à l'âge le plus avancé, d'y entretenir une riche flore microbienne, et par suite diverses fermentations et un dégagement incessant de substances toxiques, on gratifia l'estomac de nombreuses variétés de troubles nerveux.

Les premiers observateurs, en se servant de méthodes imparfaites, en limitant l'étude du suc gastrique à la seule recherche de l'acide chlorhydrique libre, trouvèrent nécessairement parmi les dyspeptiques, c'est-à-dire parmi les malades se plaignant de troubles gastriques, des individus ayant, les uns un suc gastrique d'apparence normale, les autres un suc gastrique altéré. Il a suffi pour réduire à néant cette division des états dyspeptiques en dyspepsies chimiques et en dyspepsie nerveuse ou sans trouble chimique, de faire une étude plus exacte du suc gastrique et surtout de la fonction chimique considérée dans le temps. Tels malades dont le suc gastrique présente une heure après l'ingestion du repas d'épreuve un contenu stomacal en apparence normal, fournissent, à un autre moment de l'évolution digestive, un suc gastrique fortement adultéré.

Aujourd'hui, la dyspepsie nerveuse n'a plus pour caractère un chimisme normal. Divers troubles sécrétoires et chimiques, notamment l'augmentation de la sécrétion gastrique, l'hyperacidité par mise en liberté excessive d'acide chlorhydrique libre, ou bien au contraire, l'anachlorhydrie, peuvent constituer pour beaucoup d'auteurs des maladies primitives, essentielles et capables même d'engendrer, lorsqu'elles persistent, des altérations secondaires de l'appareil glandulaire.

Quelle méthode devons-nous suivre pour apprécier la valeur de ces conceptions ingénieuses, mais encore hypothétiques? Elle éclate dans tout son jour dans l'œuvre des grands cliniciens.

Par quel procédé Laënnec est-il arrivé à élever un monument impérissable, construit sur des bases inébranlables? L'auscultation médiate de la poitrine lui a révélé des signes de maladies d'une grande valeur diagnostique. C'est à l'examen des cadavres, à l'anatomie pathologique, qu'il s'est adressé pour apprendre à connaître la signification de ces signes.

Les variations du chimisme stomacal fournissent en séméiologie des données analognes à celles que nous font acquérir la perception des modifications des bruits respiratoires ou cardiaques.

Il fallait donc, en s'inspirant de la saine tradition médicale, chercher une corrélation entre les signes dont venait de s'enrichir la séméiologie des affections gastriques et les lésions auxquelles est sujet l'appareil glandulaire de l'estomac.

C'est la méthode que j'ai suivie et que je me suis efforcé de faire suivre à mes élèves. Elle est longue, pénible, mais seule capable de donner des résultats dégagés de toute conception spéculative.

N'attendez pas de moi la description, même sommaire, des multiples et complexes altérations de la muqueuse stomacale. Permettez-moi, cependant, sans sortir du cadre de la question qui nous occupe, de vous soumettre quelques considérations sur ce sujet.

Plus je multiplie mes études histologiques et plus j'arrive à me convaincre que la pathologie gastrique n'obéit pas à d'autres lois générales que celles qui régissent la pathologie des autres viscères de l'abdomen ou de la poitrine. De même que le foie ou le rein ne présentent guère de troubles fonctionnels appréciables que lorsqu'ils sont lésés et parfois profondément atteints, de même les troubles fonctionnels de l'estomac correspondent, dans les cas les plus habituels, à des lésions et le plus souvent à des lésions de la plus haute importance.

Lorsqu'on invoque un désordre nerveux pour expliquer un trouble gastrique, on suppose implicitement que la muqueuse stomacale de l'homme est rarement altérée, et que tout au moins elle est souvent saine. C'est là une profonde erreur.

Il résulte de mes investigations anatomiques aujourd'hui nombreuses, qu'il est presque impossible de trouver chez l'adulte un estomac normal. Contrairement à ce que nous observons chez l'animal, par exemple chez le chien encore jeune, dont la muqueuse stomacale est toujours saine et même remarquablement résistante aux causes d'irritation, l'homme adulte, exposé de longue date aux conséquence d'une mauvaise hygiène individuelle, présente des lésions stomacales. Je ne parle pas de petites modifications histologiques de peu d'importance, mais de grosses altérations.

J'ai examiné des estomacs de suppliciés, des estomacs de jeunes sujets ayant succombé rapidement à des maladies aiguës de courte durée (pneumonie, méningite tuberculeuse, fièvre typhoïde, etc.), et j'y ai reconnu des lésions non pas récentes, superficielles, limitées, mais profondes, étendues, anciennes, résultant d'un travail pathologique à lente évolution, dont le début devait remonter à une époque très antérieure à celle du décès.

Ces résultats n'ont pas lieu de nous étonner, car ils concordent avec la grande difficulté qu'on éprouve à trouver un estomac donc la fonction chimique soit sensiblement normale.

Certes, le nombre des dyspeptiques est considérable. Cependant, les individus qui se plaignent de l'estomac ne représentent qu'une portion de ceux qui sont atteints de lésions glandulaires de cet organe. On est en droit d'en conclure que les troubles dits dyspeptiques doivent être très souvent précédés et pour ainsi dire préparés par des états organopathiques restés latents pendant un temps plus ou moins long.

L'existence de ces états gastriques latents, dont j'ai admis la grande fréquence, éclate parfois dans tout son jour lorsqu'un individu, jusque-là bien portant en apparence, succombe en quelques heures par suite d'une perforation de l'estomac, consécutive à une lésion chronique et déjà ancienne de l'organe.

Parmi les altérations glandulaires qui étaient restées à peu près complètement méconnues, je dois signaler d'une manière toute spéciale celles qui constituent les diverses formes de l'affection à laquelle j'ai donné le nom de *gastrite parenchymateuse*.

Bien que sous le terme de gastrite chronique (catarrhe chronique des auteurs allemands) on ait décrit des altérations fort variables, quelques observateurs ont signalé dans ces dernières années des lésions glandulaires qui n'étaient pas comprises dans les descriptions classiques de cette affection.

Korczinski et Jaworski notamment, en étudiant des fragments d'estomac excisés pendant la vie chez des sujets atteints d'ulcère, ont observé un processus anatomique qu'ils ont voulu opposer au catarrhe muqueux (alcalin) et que, pour cette raison, ils ont désigné sous le nom de catarrhe à suc acide.

D'après eux, à la suite d'une irritation de la muqueuse, il y aurait production d'une infiltration leucocytaire avec fluxion. Par suite de cette congestion, les éléments cellulaires des glandes fonctionneraient d'une manière exagérée et il en résulterait une augmentation quantitative et qualitative des sécrétions. Il se produirait ainsi pendant la vie, sous l'influence du contact du suc gastrique acide avec les glandes, une digestion des cellules principales, tandis que les cellules de revêtement persisteraient. L'abondance du suc gastrique entretiendrait une irritation continue d'où naîtrait l'hypersécrétion et le catarrhe acide.

En laissant de côté la partie théorique et obscure de ce travail, en n'en retenant que les faits anatomo-pathologiques, on voit que les auteurs ont signalé la coïncidence d'une infiltration leucocytaire avec une lésion particulière, qui consisterait en une sorte de digestion des cellules principales pendant la vie.

En vérité, quoi qu'on en ait dit, ce ne sont pas là les traits principaux de la gastrite parenchymateuse.

Celle-ci est, en effet, caractérisée par un processus qui évolue essentiellement dans les éléments glandulaires et qui, dans les formes pures, est absolument indépendant de toute infiltration leucocytaire. Elle débute dans la région peptique et tend habituellement à se généraliser, et alors apparaît un fait des plus curieux qu'aucun auteur n'avait signalé, à savoir, la transformation complète de la région pylorique, dont les glandes prennent à ce point les caractères des glandes peptiques, qu'il devient impossible de distinguer les coupes provenant du pylore de celles qui sont faites au niveau du grand cul-de-sac.

L'irritation qui a pour siège les éléments glandulaires préexistants présente diverses variétés anatomiques. Elle peut être simplement néoformative, d'autres fois elle se complique de dégénérescence des éléments néoformés et d'exsudations intra-cellulaires. Les néoformations portent tantôt principalement sur les cellules principales, tantôt sur les cellules de bordure. Mais on n'observe jamais la disparition complète de l'une ou l'autre de ces cellules. Dans une de mes observations, les tubes glandulaires étaient remplis d'un nombre considérable d'éléments, pressés les uns contre les autres et, en certains points, surtout au niveau des culs-de-sac, les éléments glandulaires étaient pâles, résistants aux colorants, comme atteints d'une sorte de nécrose de coagulation ; mais cette lésion portait aussi bien sur les cellules bordantes que sur les petits éléments provenant de la multiplication des cellules principales. Je ne crois donc pas qu'il puisse se produire dans l'intérieur des glandes peptiques un suc acide qui digérerait une des espèces de cellules en respectant l'autre.

En admettant un pareil processus, il est probable que Korczinski et Jaworski ont été influencés par la théorie d'Heidenbain relative à la production de l'acide du suc gastrique par les cellules de bordure.

Cette théorie, cependant, n'a jamais été démontrée et elle est difficilement conciliable avec les faits anatomiques.

L'étude que je poursuis en ce moment avec mon chef de laboratoire, M. Parmentier, sur l'état de l'estomac des nouveaunés humains, m'a fait voir que les cellules de bordure sont déjà très développées au moment de la naissance ; que, de plus, ces cellules présentent un développement relatif considérable dans les premiers mois de la vie. Or, on sait qu'à cet âge la digestion gastrique s'accomplit sans qu'aucune trace d'acide chlorhydrique soit mise en liberté.

D'autre part, quelques-uns de mes examens anatomo-pathologiques montrent qu'on peut trouver chez l'adulte une hyperchlorhydrie intense, sans que les cellules de bordure soient multipliées.

Il ne paraît donc pas y avoir dans les tubes glandulaires de l'estomac une cellule productrice d'acide, cellule dont le fonctionnement exagéré serait la cause d'une hypersécrétion d'acide chlorhydrique libre. Sous ce rapport, l'anatomie est en parfait accord avec les résultats des recherches physiologiques que nous avons faites, M. Winter et moi.

Néanmoins, la gastrite parenchymateuse, telle que je viens de la caractériser sommairement, est celle qu'on trouve dans les cas d'hyperchlorhydrie, et l'on peut se demander quelle est la cause anatomique de la production excessive d'acide chlorhydrique libre.

Sur ce point, je me bornerai à dire que dans les faits que j'ai recueillis, l'hyperchlorhydrie était corrélative de la transformation des glandes pyloriques en glandes peptiques, ou si l'on veut de la disparition dans la constitution de la muqueuse gastrique des glandes productrices du suc alcalin pylorique. J'ajouterai que l'irritation des cellules principales paraît jouer, dans la production du phénomène, un rôle tout aussi important, peut-être même plus important, que la lésion des cellules dites de bordure.

J'ai insisté sur la gastrite parenchymateuse parce que c'est elle qu'on trouve dans l'estomac des hyperpeptiques, c'est-à-dire des malades qui, pour la plupart des auteurs, seraient atteints de désordres protopathiques et essentiels de la digestion.

Cette lésion est commune, profonde, grave. Elle est pour l'estomac ce qu'est pour le rein la néphrite parenchymateuse. L'importance de cette constatation ne vous échappera pas.

Un pareil processus peut-il résulter d'un trouble primitif du système nerveux? Cela n'est peut-être pas impossible. Pour le moment, je me contente de signaler la coïncidence de certains signes et de certaines lésions, et crois pouvoir ajouter que si l'on ne veut pas devancer les faits d'observation, il faut considérer tout ce qu'on a dit et tout ce qu'on pourrait dire actuellement en dehors de cette simple loi de coïncidence, comme pure hypothèse.

Sans entrer dans de plus grands détails, je formulerai le résultat général de mes études à la fois chimiques et anatomo-pathologiques, en reproduisant les conclusions de mon travail sur les troubles évolutifs de la digestion :

« A un type chimique fixe et bien caractérisé correspond un type structural particulier ou, en d'autres termes, à chaque modalité de fonctionnement correspond une certaine variéte anatomique d'estomac.

« En suivant la méthode que je préconise, l'examen du suc gastrique devient le moyen de faire le diagnostic de la lésion sto-macale. Il n'est plus permis aujourd'hui de comprendre sous le nom de « dyspepsie » des affections diverses, anatomiquement caractérisées et différentiées. Nous devons faire le diagnostic des diverses variétés de gastrite. Ce diagnostic est pour ainsi dire inscrit, pour chaque cas donné, sur le graphique de l'évo-lution chimique de la digestion. »

J'ajouterai à ces conclusions concernant les gastrites quelques propositions complémentaires visant les facteurs qu'on a fait intervenir dans le diagnostic des autres affections organiques.

La question de la présence ou de l'absence d'acide chlor-hydrique libre dans le cancer de l'estomac, question qui a donné lieu autrefois à tant de débats, a perdu tout son intérêt. L'état de la digestion dépend dans le cancer, comme dans tout autre circonstance, de la lésion de l'appareil glandulaire. Le plus habituellement, le cancer se développe dans le cours d'une gastrite chronique, ancienne, ayant déterminé un état hy-popeptique ou même de l'apepsie. Le suc gastrique est alors dépourvu d'acide chlorhydrique et pauvre en acide organique-ment combiné et, à l'autopsie, on trouve une gastrite mixte avec atrophie glandulaire ou une transformation muqueuse, lésions qui expliquent l'hypopepsie ou l'apepsie. Mais excep-tionnellement on peut trouver chez les cancéreux un état hyper-peptique. Ce fait insolite doit être également en corrélation avec l'état de l'appareil glandulaire, car mon chef de clinique, M. G. Lion, vient de préparer un estomac cancéreux dans le-quel on trouve des lésions de gastrite parenchymateuse.

On peut faire des remarques analogues au sujet de l'ulcère. Le plus ordinairement les ulcéreux sont des hyperpeptiques, et, lorsqu'ils succombent, on constate que leur estomac est le siège d'une gastrite parenchymateuse plus ou moins pure. Mais la pathogénie de l'ulcère est complexe : il y a certainement plu-sieurs variétés d'ulcère. Aussi, peut-on observer par exception, en coïncidence avec cette lésion, un type hypopeptique, et à l'autopsie, une gastrite mixte à tendance atrophique.

Il n'y a donc pas lieu de rechercher la caractéristique chimi-

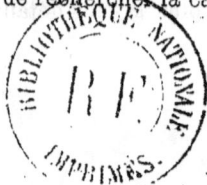

que, soit du cancer, soit de l'ulcère. Dans l'une et l'autre de ces affections, les types chimiques sont variables et sous la dépendance de l'état structural de la muqueuse stomacale, tout comme dans les gastrites chroniques.

Nous savons, toutefois, que la gastrite parenchymateuse est le terrain de prédilection de l'ulcère, tandis que les gastrites chroniques à type chimique déprimé semblent favoriser le développement du cancer, et la clinique peut tirer parti de ces renseignements.

Les gastropathies ont souvent pour origine des troubles statiques qui ont fait l'objet des intéressantes études poursuivies par M. Glénard, souvent aussi lorsqu'elles sont nées sous l'influence d'une irritation, elles peuvent se compliquer, à un moment donné de leur évolution, d'un désordre mécanique.

Le chimisme stomacal peut faciliter le diagnostic des troubles statiques.

J'ai fait voir, effectivement, que l'évolution digestive suit une marche absolument régulière, quand elle est uniquement influencée par la lésion glandulaire; qu'au contraire, sa marche est plus ou moins irrégulière dès qu'il existe un obstacle à l'évacuation gastrique. L'examen des graphiques n° 2 et n° 3, tous deux relatifs à des ulcéreux, vous en apprendra plus à cet égard qu'une description détaillée.

Dans le premier cas, le pylore était libre; l'estomac pouvait, sans rencontrer d'obstacle, évacuer son contenu; dans le second, l'ulcère, développé au niveau du pylore, était compliqué d'un certain degré de sténose.

Il ne me reste plus qu'un mot à dire touchant la signification des fermentations anormales, question également fort controversée et qui donne lieu encore chaque jour à des discussions.

Les affections dans lesquelles on observe ces fermentations sont assez variables. Les principales sont la gastrite parenchymateuse, les gastrites chroniques compliquées d'atonie et de gêne mécanique à l'évacuation, les tumeurs bénignes ou non, et particulièrement les tumeurs dites cancéreuses. Les causes de ces fermentations sont encore peu connues, et à cet égard nous n'avons à signaler pour le moment que les rapports paraissant exister entre certaines formes de fermentation et l'altération de la fonction chimique stomacale.

Les faits d'observation montrent, en effet, sans qu'on puisse encore en donner l'explication, que dans un milieu où l'acide chlorhydrique libre devient abondant, au moins à un certain moment, la fermentation acétique est très fréquente. C'est ce qu'on observe dans l'hyperchlorhydrie des hyperpeptiques.

== 19 ==

En pareille circonstance, la fermentation lactique est rare et lorsqu'on la rencontre, elle se montre seulement d'une manière transitoire pendant les premières minutes de la digestion.

N°. 35 B. — *Ulcère du pylore.* — *Examen en série continue, après extraction de liquide à jeun, le 1ᵉʳ mai 1894.*

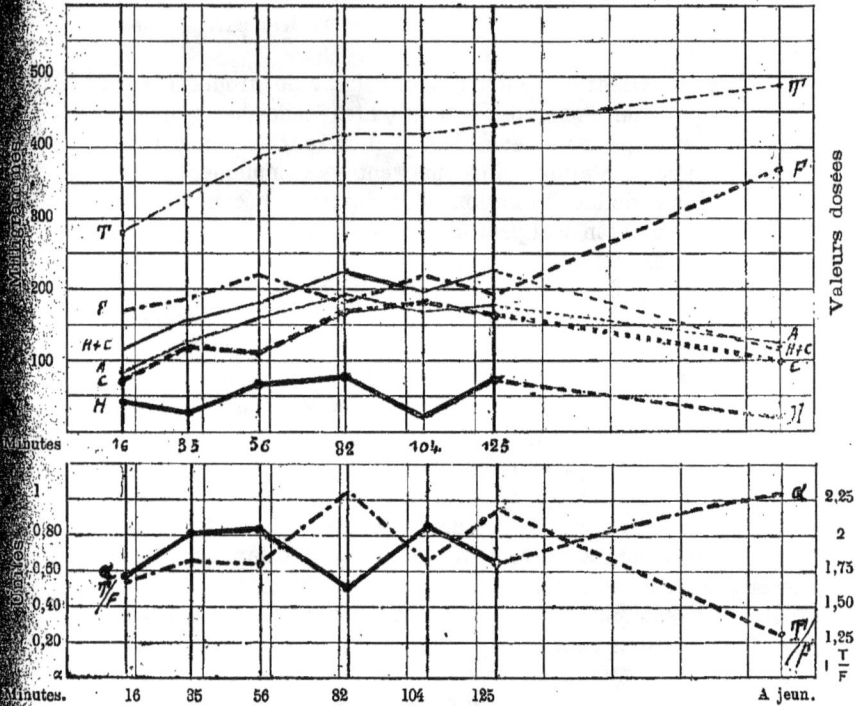

Graphique n° 3.

Au contraire, lorsque l'acide chlorhydrique libre fait défaut, et à plus forte raison encore lorsqu'avec cet état il existe une diminution dans la production des composés chloro-organiques acides, on voit souvent apparaître, pour peu que la digestion soit prolongée, un degré plus ou moins accentué de fermentation lactique. Il y a déjà longtemps que j'ai signalé la fréquence et l'intensité de la fermentation lactique chez les cancéreux hypopeptiques, sans avoir toutefois attribué à ce fait une réelle valeur diagnostique, l'acide lactique se rencontrant souvent en dehors du cancer.

§ III.

Arrivé à la fin de cet exposé qui, je le crains, a dû vous paraître un peu long, permettez-moi d'abuser encore un moment de votre bienveillante attention.

L'étude des maladies de l'estomac, facilitée aujourd'hui par une méthode scientifique précise, est loin d'être achevée. Il est nécessaire pour la mener à bonne fin de recueillir un grand nombre de nouvelles observations cliniques. Ne vous paraît-il pas désirable que ces observations soient comparables entre elles, que tout médecin voulant concourir à ce travail puisse utiliser les documents recueillis par les autres observateurs ?

Or, on ne s'entend même pas aujourd'hui sur le choix du repas d'épreuve. Il est clair, cependant, que pour apprécier l'état pathologique, il est indispensable de connaître l'état normal. Vous serez donc étonnés d'apprendre que les promoteurs de repas spéciaux n'ont pas pris la peine d'étudier la digestion normale du repas qu'ils font faire à leurs malades.

Avant tout donc, il faudrait tomber d'accord sur l'emploi du repas d'Ewald dont la digestion nous est bien connue.

L'uniformité dans les opérations chimiques relatives à l'examen du suc gastrique ne serait pas moins nécessaire.

Le procédé de M. Winter, que j'ai adopté, a soulevé quelques critiques. M. Winter me paraît avoir répondu victorieusement à toutes les objections. Mais je ne veux pas m'en rapporter à lui. Tous ceux qui ont travaillé d'une manière suivie avec son procédé en ont reconnu l'exactitude. Parmi eux, je citerai notamment le Dr K. Wagner, de Saint-Pétersbourg, et les médecins italiens, Cavallero et Riva-Rocci. J'accorde surtout une grande valeur à l'opinion autorisée de deux chimistes russes, Mizerski et Nencki, qui terminent leur remarquable mémoire par des conclusions que je crois devoir transcrire :

« 1° Les procédés fondés sur l'emploi des réactifs colorants n'étant pas exacts, ne doivent pas être employés en clinique.

« 2° Des trois procédés que nous venons d'étudier, ceux de Sjöquist, de Sehmann, de Winter, le procédé chlorométrique est le seul qui réponde aux exigences de la pratique pour les motifs suivants : il permet de doser l'acide chlorhydrique sous les divers états où il se trouve dans le contenu stomacal ; il est tout à fait exact au point de vue analytique ; il est simple et d'un emploi facile.

« En raison de tous ces avantages, et en considérant que

l'emploi d'un procédé universellement adopté pourra seul donner des résultats bien comparables entre eux et capables de jeter plus de lumière sur la pathologie de l'estomac et sur la thérapie, il est à désirer que le procédé chlorométrique soit seul employé dans les études cliniques et physiologiques du contenu de l'estomac. »

Ce vœu, que les deux savants russes ont émis en 1892, je propose aux membres du premier Congrès français de médecine interne de l'appuyer par un vote. Si vous voulez bien adopter cette proposition vous ferez faire, j'en suis convaincu, un pas important à la vaste question que vous avez inscrite à votre programme.

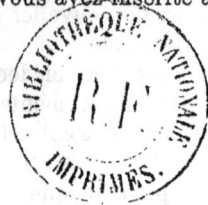

Lyon. Association Typographique, rue de la Barre, 12, PLAN, directeur.